ELHEM JBEBLI

INTOLERÂNCIA ÀS PROTEÍNAS DIBÁSICAS

ELHEM JBEBLI

INTOLERÂNCIA ÀS PROTEÍNAS DIBÁSICAS

A fronteira entre o metabolismo e a autoimunidade

ScienciaScripts

Cover image: www.ingimage.com

This book is a translation from the original published under ISBN 978-620-6-71438-5.

Publisher:
Sciencia Scripts
is a trademark of
Dodo Books Indian Ocean Ltd. and OmniScriptum S.R.L publishing group

120 High Road, East Finchley, London, N2 9ED, United Kingdom
Str. Armeneasca 28/1, office 1, Chisinau MD-2012, Republic of Moldova, Europe
Printed at: see last page
ISBN: 978-620-7-69922-3

ÍNDICE DE CONTEÚDOS

I. INTRODUÇÃO

A intolerância às proteínas dibásicas ou intolerância às proteínas com lisinúria (LPI) (OMIM #222700) é uma doença metabólica hereditária autossómica recessiva. Está associada a um defeito no transporte membranar dos aminoácidos dibásicos Arginina (Arg), Ornitina (Orn) e Lisina (Lys) causado por uma mutação no gene SLC7A7 que codifica a subunidade y + LAT-1 do transportador transmembranar de aminoácidos dibásicos. Este transportador é expresso na membrana basolateral do túbulo renal, nas células intestinais, no pulmão, no baço e nos monócitos e macrófagos circulantes, o que explicaria o amplo espetro de sintomas descritos. Estes incluem atraso de crescimento, intolerância às proteínas, hepatoesplenomegalia, osteoporose, envolvimento pulmonar, insuficiência renal, distúrbios imunológicos com autoimunidade e hemofagocitose-linfocitose. Também foram registadas lesões neurológicas devido a uma perturbação secundária do ciclo da ureia [1,2,3]. A doença aparece na altura da diversificação alimentar. Progride com a idade e pode ser descoberta na idade adulta. O diagnóstico biológico baseia-se na demonstração de hiperamonemia associada a hiperaminoacidúria e acidúria orótica [4,5]. A lisina, a arginina e a ornitina são excretadas na urina em excesso, enquanto as suas concentrações plasmáticas são reduzidas. A deficiência de arginina e ornitina altera a função do ciclo da ureia, levando à hiperamonemia após a ingestão de proteínas [3]. O tratamento da DPI consiste na restrição e suplementação de proteínas na dieta. em Citrulina, que é bem absorvida e eficientemente utilizada, de modo que restaura parcialmente a função do ciclo da uréia [6]. O objetivo deste estudo foi descrever as características clínicas, diagnósticas e terapêuticas da intolerância à proteína dibásica na população tunisina.

II. MÉTODOS

II.1. TIPO, LOCALIZAÇÃO E DURAÇÃO DO ESTUDO :

Realizámos um estudo retrospetivo de 7 casos de DPI recolhidos na unidade de doenças metabólicas hereditárias do departamento de pediatria do Hospital La Rabta durante um período de 25 anos, de 1992 a 2017. Esta unidade é a unidade de referência para o tratamento da HMM na Tunísia.

II.2. POPULAÇÃO ESTUDADA :

II.2.1. Recrutamento de doentes :

Cruzámos as bases de dados do serviço de pediatria e do laboratório de bioquímica de La Rabta. Como este último é o serviço de referência para o diagnóstico da MHM na Tunísia, a nossa amostra era representativa dos pacientes tunisinos. No entanto, outros doentes seguidos noutro local que não o La Rabta e confirmados no estrangeiro, por exemplo, não puderam ser incluídos.

II.2.2. Critérios de inclusão :

Este estudo incluiu todas as crianças c o m DIP cuja

O diagnóstico positivo foi baseado em :

• Sinais clínicos sugestivos da doença: atraso do crescimento, sinais de intoxicação crónica, osteoporose, estigmas de hemofagocitose-linfo-histiocitose (HLH).

• E a presença de ácido orótico na urina.

• E/ou uma diminuição dos aminoácidos dibásicos no sangue (por cromatografia em camada fina).

- E/ou elevação urinária (ou fuga) de aminoácidos dibásicos (por cromatografia gasosa acoplada a espetroscopia de massa).
- E/ou confirmação do diagnóstico por biologia molecular, demonstrando uma mutação no gene SLC7A7.

É de salientar que incluímos neste estudo uma doente cujo diagnóstico de DPI foi aceite, mas parte do seu processo tinha-se perdido e faltavam alguns dados.

II.3. FERRAMENTAS DE ESTUDO :

II.3.1. Recolha de dados :

Elaborámos uma ficha de estudo na qual recolhemos, a partir dos processos clínicos, as características epidemiológicas dos doentes e das suas famílias (nomeadamente a origem geográfica, a consanguinidade e a história familiar de DPI), dados anamnésicos (nomeadamente a idade, o tipo de primeiras manifestações, o desenvolvimento psicomotor, a existência de aversão às proteínas), dados de exames físicos (nomeadamente trofismo, exames abdominais, neurológicos, pulmonares e ósseos), exames biológicos (nomeadamente amoníaco e cromatografia de aminoácidos e ácidos orgânicos) e exames radiológicos (radiografias normais, densitometria óssea (DMO), imagiologia cerebral, etc.), bem como modalidades de tratamento.), bem como as modalidades de tratamento e o diagnóstico, bem como o tratamento e os aspectos evolutivos da doença (ver anexo 1).

II.3.2. Estudo de biologia molecular :

Os dados de biologia molecular de cinco doentes com DPI seguidos no Departamento de Pediatria do Hospital La Rabta foram recolhidos de uma publicação de um trabalho efectuado no Departamento de Bioquímica do La Rabta por Esseghir N em 2015[10]. O estudo molecular foi efectuado através da sequenciação do gene SLC7A7.

II.4. DEFINIÇÕES :

Hemofagocitose-linfo-histiocitose: O diagnóstico de HLH baseia-se na presença de critérios clínicos e biológicos. Os critérios de diagnóstico validados são os critérios de Janka do protocolo pediátrico HLH-2004 [17] Para o diagnóstico, são necessários cinco de oito critérios entre: Febre (≥ 38,5 ◦C), esplenomegalia, bicitopenia (entre hemoglobina < 9 g/dL, plaquetas < 100 G/L, neutrófilos < 1000/mm3), triglicerídeos elevados (> 3.0 mmol/L) ou fibrinogénio baixo (< 1,5 g/dL), ferritina elevada (> 500 ng/mL), imagem de hemofagocitose, citotoxicidade reduzida das células NK, nível elevado de CD-25 solúvel (> 2400 UI/mL) [33].

Escore Z de DMO: O z-score é definido pelo desvio padrão em comparação com uma população da mesma idade, e é utilizado para definir osteoporose principalmente em crianças e adultos jovens que ainda não atingiram o pico de massa óssea. Um z-score baixo (< - 2) reflecte uma perda óssea superior à habitualmente observada para uma determinada idade. A osteopenia é uma fase intermédia entre ossos normais e osteoporose [34].

Retardo estaturo-ponderal: Considera-se que existe RSP quando a altura é inferior a 2 desvios-padrão (DP) da média para a idade e sexo da criança, ou quando há inflexão estatural, ou seja, uma quebra ou inflexão progressiva na curva de crescimento da criança, ou quando a curva estatural da criança é muito mais baixa do que o esperado para as alturas familiares, ou seja, menos de 2 DP da altura alvo corrigida [35].

Atraso psicomotor: é definido como a incapacidade de adquirir as normas de desenvolvimento nas idades programadas. O atraso psicomotor pode ser global (afectando todos os tipos de aquisição), ou dizer respeito apenas a um deles [36].

Amoníaco: Com base nos dados do laboratório de bioquímica do Hospital La Rabta, o amoníaco normal é definido como um nível entre 0,7 e 55 umol/l.

Idade óssea: a idade óssea dos nossos doentes foi avaliada através do estudo da ossificação da mão e do pulso esquerdo segundo o método de Greulich e Pyle.

II.5. PESQUISA BIBLIOGRÁFICA :

A recolha da literatura foi efectuada através da consulta das seguintes bases de dados: PubMed, ScienceDirect, EMConsulte.

As palavras-chave utilizadas foram: "intolerância à proteína lisinúrica", "ativação de macrófagos", "osteoporose", "ciclo da ureia", "doença metabólica hereditária" .....

As referências bibliográficas foram geridas utilizando o software Endnote X7 no estilo Vancouver, modificado para cumprir os requisitos da Faculdade de Medicina de Tunes.

II.6. CONSIDERAÇÕES ÉTICAS :

O nosso estudo foi retrospetivo. O anonimato dos doentes foi respeitado durante a redação do relatório e não houve dados reconhecíveis dos doentes.

III. RESULTADOS

III.1. CARACTERÍSTICAS EPIDEMIOLÓGICAS :

Durante um período de 26 anos, de 1992 a 2017, foram identificados sete pacientes com intolerância à proteína dibásica.

III.1.1. A distribuição dos doentes p o r ano de diagnóstico :

Mais de metade dos casos foram diagnosticados nos últimos dez anos. A Figura 1 mostra a distribuição dos doentes por ano de diagnóstico [Fig. 1].

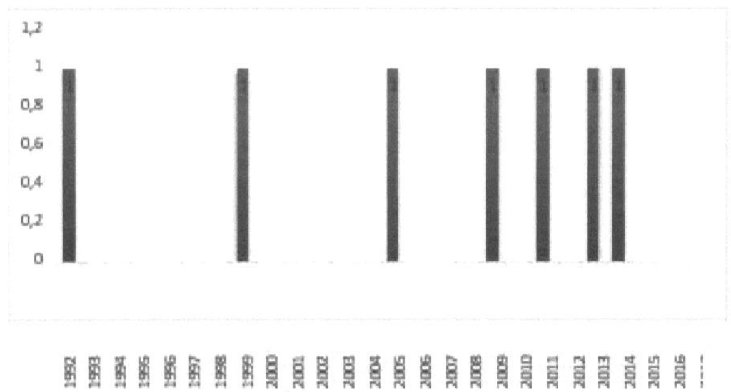

Figura 1: Distribuição dos doentes de acordo com o ano de diagnóstico.

III.1.2. Repartição dos doentes de acordo com a sua origem geográfica :

Todos os nossos doentes provinham do oeste do país: cinco do noroeste (Kef = 4, Jendouba = 1) e dois do centro-oeste (Kasserine = 2) [Fig. 2].

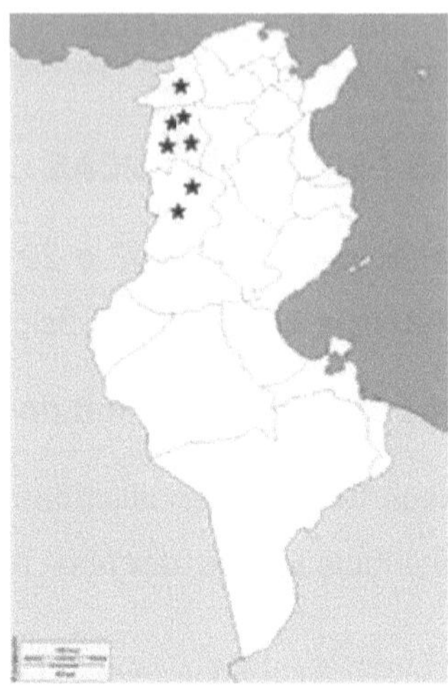

Figura 2: Distribuição dos pacientes de acordo com a origem geográfica.

III.1.3. Distribuição dos doentes de acordo com a consanguinidade :

Verificou-se a existência de consanguinidade em todos os doentes. Os nossos doentes pertenciam a cinco famílias diferentes. Três dos nossos doentes pertenciam à mesma família, incluindo um doente que faleceu numa idade precoce e que tinha outra história de morte numa idade precoce [Fig. 3].

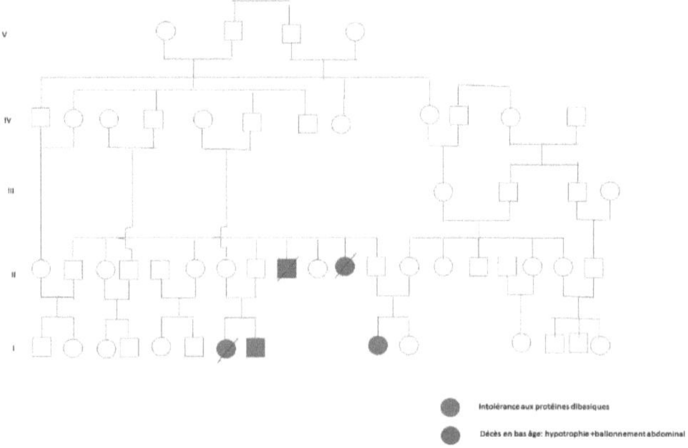

Figura 3: Árvore genealógica de doentes com DPI.

III.1.4. Distribuição dos doentes por sexo: Verificou-se uma ligeira predominância de mulheres, com um rácio de 0,4 (cinco raparigas e dois rapazes).

III.2. CARACTERÍSTICAS CLÍNICAS :

III.2.1. Diversificação alimentar :

A idade média da diversificação foi de seis meses [3 - 24 meses]. A aversão à proteína foi registada em cinco doentes [Fig. 4].

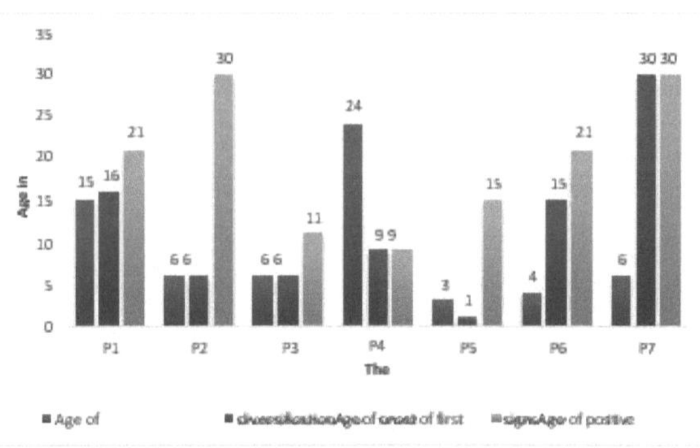

Figura 4: O desfasamento entre a idade da diversificação e a idade do diagnóstico positivo.

III.2.2. Idade dos primeiros sinais :

A idade de início dos primeiros sinais nos nossos doentes variou entre um dia e 16 meses, com uma idade média de nove meses [Fig. 4].

III.2.3. Tempo de diagnóstico :

A mediana do tempo entre a idade de diversificação e a idade de aparecimento dos primeiros sinais da doença foi de um mês [1 - 24] [Fig. 4].

III.2.4. Idade do diagnóstico positivo :

A idade do diagnóstico positivo da doença variou entre os 9 meses e os 30 meses, com uma idade média de 21 meses [Fig. 4].

III.2.5. Circunstâncias da descoberta :

A PSR associada à hepatoesplenomegalia constitui a maioria dos sinais reveladores da doença, estando presente em quase 70% dos doentes, seguida do inchaço abdominal, dos sinais neurológicos, dos sinais digestivos e da síndrome de ativação macrofágica [Fig. 5].

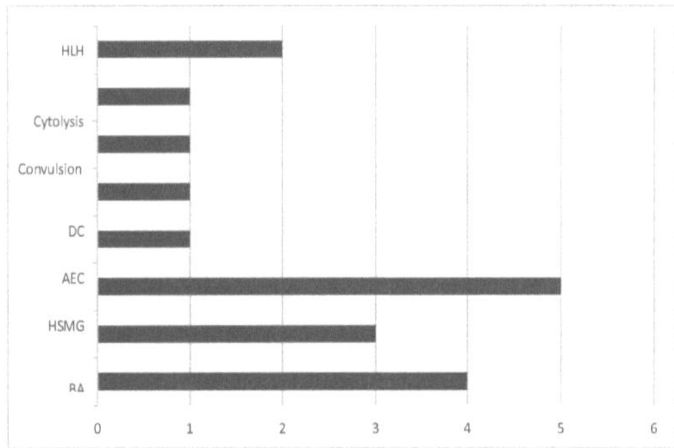

Figura 5: Circunstâncias da descoberta.

RSP: atraso estaturo-ponderal; **BA**: inchaço abdominal; **HSMG**: hepatoesplenomegalia; **AEC**: estado de saúde alterado consciência; **DC**: diarreia crónica; **HLH**: hemofagocitose-linfo-histiocitose.

III.2.6. Exame clínico :

A PHN tardia, a hepatoesplenomegalia e a palidez mucocutânea estavam presentes em quase todos os doentes, seguidas de anomalias neurológicas e dispneia [Fig. 6].

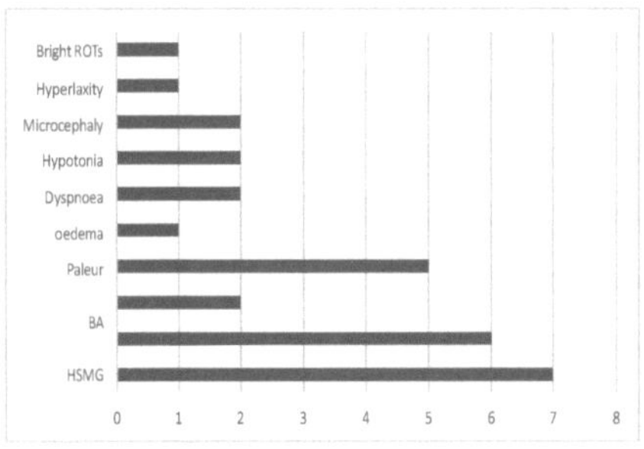

Figura 6: Dados do exame físico.

III.3. EXAMES COMPLEMENTARES :

III.3.1. Dados de testes adicionais não específicos :

III.3.1.1. Controlo biológico :

As anomalias hematológicas foram mais frequentemente encontradas em cinco doentes, em particular as anomalias biológicas relacionadas com a HLH em quatro doentes. A hipoalbuminemia foi registada num doente [Fig. 7].

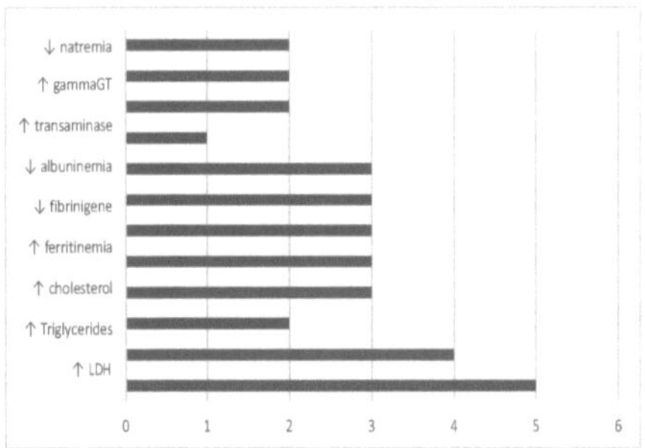

Figura 7: Anomalias em testes biológicos não específicos.

↑: Aumentar↓: Diminuir

III.3.1.2. Exame radiológico :

Radiografias do tórax: solicitadas em todos os doentes, mostraram um síndroma intersticial apenas num doente, mas esta anomalia não se manteve após a realização de uma TAC do tórax.

Radiografias de um osso longo: pedidas em três doentes, tinham mostrado osteopenia difusa em dois doentes, segundo a interpretação mencionada nos relatórios.

Idade óssea: solicitada em cinco pacientes, mostrou um atraso no aparecimento de pontos de ossificação em quatro pacientes com AO < AS < AC.

Densitometria óssea: efectuada em quatro doentes, revelou osteoporose em três e não foi interpretável num outro devido à sua tenra idade (4 anos). Os Z-scores dos doentes com osteoporose foram -2,4 DS; -4,8 DS e -3,4 DS.

Imagiologia cerebral: Foram pedidas tomografias computorizadas ou ressonâncias magnéticas nos doentes com sinais neurológicos (n=2), tendo sido normais em ambos os casos.

III.3.1.3. Outras investigações :

Mielograma: solicitado em doentes com sinais clínicos e laboratoriais de HLH (n=3), foi normal em dois casos e mostrou imagens de hemofagocitose num caso.

EEG: solicitado no doente que tinha apresentado convulsões, mostrou anomalias temporo-occipitais paroxísticas à esquerda.

EMG: solicitado nos dois doentes que apresentavam hipotonia ao exame e foi normal em ambos os doentes.

III.3.2. Anomalias do equilíbrio específico da MHM :

III.3.2.1.Hiperamoníaco :

Foram pedidas medições de amoníaco em seis doentes. Os níveis de amoníaco eram elevados em todos os seis casos, com um nível médio de 112umol/l.

III.3.2.2.Cromatografia de aminoácidos :

A cromatografia de aminoácidos foi de valor limitado: A CAA no sangue revelou hipoaminoacidémia num doente e a CAA na urina revelou um aumento da secreção de glicina, arginina, alanina e lisina noutro doente.

III.3.2.3.Cromatografia de ácidos orgânicos :

O ácido orótico na urina foi utilizado para a medição semi-quantitativa do ácido orótico e mostrou um aumento do ácido orótico em todos os doentes, variando entre 7% e 70%.

III.3.3. Biologia molecular :

A biologia molecular confirmou o diagnóstico positivo de intolerância às proteínas dibásicas. Revelou uma mutação delTTCT 1471 no gene SLCA7A em cinco doentes.

Tabela I: Quadro resumo dos sinais que apoiam o diagnóstico de DPI.

	P1	P2	P3	P4	P5	P6	P7
Consanguinidade	*	*	*	*	*	*	*
Casos semelhantes					*	*	*
Não gosto de proteínas		*	*	*		*	*
Atraso no crescimento e desenvolvimento	*	*	*	*	*	*	*
Hepatoesplenomegalia	*	*	*	*	*	*	

Estado geral deficiente		*					*
Diarreia crónica		*					
Convulsão					*		
Hipotonia	*		*				
Palidez		*	*	*	*	*	
Edema						*	
Dispneia	*				*		
Anemia	*		*	*	*	*	
Leucopénia	*						
Trombocitopenia			*			*	
Hemofagocitose-linfo-histiocitose	*		*	*		*	
↑ lactato desidrogenase	*		*			*	
↑ triglicéridos	*		*			*	
↑ Colesterol	*		*			*	
↑ Ferritina	*		*	*			
↓ Fibrinogénio	*		*	*			
↓Albumina				*		*	
↑ Transaminases			*				
Imagem da hemofagocitose				*			
Hiperamoníaco		*	*	*		*	*
CEA no sangue			*				
CAA na urina		*					
↑ Ácido orótico	*	*	*	*	*	*	*
Mutação SLC7A7	*	*	*	*		*	
Atraso na idade óssea	*			*	*	*	
Osteopenia			*				*
Osteoporose				*	*	*	
Fracturas						*	*
Atraso psicomotor	*	*		*	*	*	
Encefalopatia hiperamonémica					*		*
Tubulopatia				*	*		

III.4. TRATAMENTO :

↑: Aumentar↓: Diminuir

III.4.1. A dieta :

Foi prescrita uma dieta hipoproteica a todos os doentes. A ingestão média de proteínas foi de 0,8g/kg/d.

III.4.2. Citrulina :

A citrulina foi prescrita a todos os doentes numa dose média de 200 mg/kg/d [100 - 500 mg/kg/d], tomada 2 a 3 vezes por dia.

III.5. COMPLICAÇÕES DECORRENTES DA DOENÇA :

III.5.1. Anomalias de crescimento :

Todos os nossos doentes apresentavam atraso de crescimento, incluindo um caso de nanismo. A altura variou entre -2,5 SD e -5 SD, com uma altura média de -3,3 SD.

III.5.2. Anomalias nutricionais :

A aversão às proteínas foi registada em cinco doentes. Foi associada à subnutrição em três doentes, incluindo um com kwashiorkor.

III.5.3. Complicações neurológicas :

Registou-se atraso psicomotor em cinco doentes, com recuperação da aquisição psicomotora sob tratamento em dois doentes. Um

A encefalopatia hiperamoniémica foi observada em dois doentes após uma alteração da dieta e a interrupção do tratamento com citrulina em ambos. No primeiro doente, a sintomatologia consistiu em convulsões e perturbações comportamentais, com uma hiperamoniemia de 253 umol/l. O outro doente apresentava torpor, gritos e movimentos anormais, com um nível de amoníaco de 73 umol/l.

III.5.4. Complicações do esqueleto :

Dois doentes apresentavam osteopenia, complicada, num caso, por uma fratura do supracondilar esquerdo aos 4 anos de idade. Três outros doentes desenvolveram osteoporose confirmada pela DMO, um dos quais foi complicado por fracturas múltiplas (joelho direito com 1 ano e 6 meses, tíbia direita com 3 anos e meio, fémur esquerdo com 5 anos). Os escores Z dos pacientes com osteoporose foram -2,4 DS, -4,8 DS e -3,4 DS.Todos os nossos doentes receberam suplementos de cálcio e de vitamina D. Os três doentes com osteoporose foram tratados com pamidronato de sódio (Aredia®) num número de ciclos que variou entre 3 e 5, consoante a disponibilidade do produto, e em doses que variaram entre 0,5 e 1 mg/kg/dia. A progressão deste tratamento foi marcada por uma melhoria da osteoporose apenas num caso, o do doente que recebeu 5 ciclos, com uma redução do Z-score de -4,8 DS aos 7,5 anos para -3,6 DS aos 9 anos.

III.5.5. Complicações hematológicas :

Foi observada anemia em cinco doentes. Esta anemia foi associada a leuco-neutropenia febril num doente e a trombocitopenia mínima (>100.000e/mm3) em dois doentes. A hemofagocitose-linfo-histiocitose foi observada em quatro doentes. Entre estes doentes com HLH, um tinha recaído com esta síndrome em três ocasiões, com idades de 1 ano, 2 anos e 4 meses e 8 anos, após o que mantivemos o diagnóstico de HLH crónica. Os critérios para o diagnóstico de HLH estão resumidos no Quadro II [Quadro II]. Todas as HLH observadas não estavam associadas a febre.

Tabela II: Critérios para um diagnóstico positivo de HLH.

Febre	Bicytopenia	SMG	↓Nie	↑ferritinemia	↓fibrinogénio	↑TG	LDH	Medula
P1	*	*		*		*	*	
P2								
P3	*	*	*	*	*	*	*	
P4	*	*		*	*			*
P5								
P6	*	*		*	*	*	*	
P7								

↑: Aumentar↓: Diminuir

A anemia exigiu a transfusão de concentrado de glóbulos vermelhos em dois doentes, um dos quais recebeu 11 transfusões antes de os seus níveis de hemoglobina voltarem ao normal. A neutropenia febril foi tratada com dupla antibioterapia (cefalosporina de 3ª geração + aminósido). A trombocitopenia observada não necessitou de transfusão de plaquetas. Nenhum dos quatro doentes com hemofagocitose-linfo-histiocitose necessitou de tratamento específico para além da DPI.

III.5.6. Complicações renais :

Foi observada tubulopatia em dois doentes com poliúria e hipercalciúria. Esta última foi responsável pela nefrocalcinose bilateral de grau I num doente. Num dos casos, estas anomalias eram secundárias ao tratamento com Un alfa. A interrupção do tratamento levou à normalização do quadro clínico.

III.5.7. Complicações infecciosas :

Não registámos neste trabalho a existência de infecções recorrentes ou de sépsis grave.

III.5.8. Complicações pulmonares :

Não foram observadas complicações pulmonares em nenhum dos nossos doentes.

III.6. EVOLUÇÃO :

III.6.1. Em retrospetiva:

Temos um seguimento médio de 10,4 anos [3 anos a 19 anos e meio].

III.6.2. Sobrevivência :

Seis dos nossos pacientes estão atualmente vivos, enquanto um morreu aos três anos de idade com encefalopatia hiperamonémica aguda.

III.6.3. O estado atual dos doentes :

Do ponto de vista do crescimento, apenas dois doentes recuperaram o atraso no crescimento estatural e ponderal. Os restantes cinco mantiveram o atraso em termos de estatura, com a altura a variar entre -3,3 e -5 DS, e de peso, com o P/PMT a variar entre 75 e 79%. No que respeita ao desenvolvimento psicomotor, apenas dois doentes recuperaram o atraso. Três crianças não frequentaram a escola, uma delas por dislexia. Das crianças que frequentaram a escola (n=3), apenas duas tiveram um bom desempenho escolar. A nível neurológico, dois doentes mantiveram a hipotonia periférica e outro desenvolveu epilepsia. O doente com fracturas patológicas recorrentes sofre atualmente de imobilização devido a dores ósseas. Relativamente aos doentes com HLH (n=4), verificámos uma evolução favorável em três destes doentes, que normalizaram as suas anomalias biológicas, mas ainda apresentavam hepatoesplenomegalia. O quarto doente com HLH recidivou com esta síndrome por três vezes, com 1 ano, 2 anos e 4 meses de idade. Aos 8 anos de idade, continua a apresentar hepatoesplenomegalia, níveis elevados de ferritina, hipofibrinemia e um nível elevado de LDH sugestivo de HLH crónica.

IV. DISCUSSÃO

IV.1. EPIDEMIOLOGIA:

A DIP é uma doença de prevalência desconhecida em todo o mundo. Neste estudo, identificámos sete casos de DIP ao longo de um período de 26 anos. Descrita pela primeira vez por Perheetupa e Visakorpi em 1965, a PDI tem sido registada em todo o mundo [7]. A sua prevalência é mais elevada na Finlândia, atingindo 1/60.000. Até à data, foram descritos doentes com IDP não finlandesa em 24 países diferentes em todo o mundo: principalmente documentados no Japão, Turquia, Itália e Norte de África [4,5,8,9]. No trabalho de Mauhin, foram registados dezasseis doentes com DPI de 1977 a 2015, o que atesta a raridade da doença. Foram encontradas cinco origens geográficas diferentes: Magrebe (n = 4), França (n = 2), Turquia (n = 1), Líbano (n = 1) e Guiné (n = 1) [11]. Cinco pacientes tunisinos (quatro famílias) já foram descritos [10]. Como é frequentemente o caso nas doenças autossómicas recessivas, foi encontrada consanguinidade em todos os nossos doentes, que pertenciam a cinco famílias diferentes. No caso de Mauhin, a consanguinidade era conhecida em 12/16 doentes (9 famílias, 12 homens, 4 mulheres). Não apresenta antecedentes pessoais dignos de registo, como acontece no nosso estudo [11]. No que diz respeito à distribuição geográfica dos doentes, verificámos que todos os nossos doentes eram oriundos do noroeste do país. Este facto pode ser explicado por um viés de recrutamento, dado que o nosso centro está localizado no norte do país. A idade média dos nossos doentes aquando do diagnóstico era de 21 meses, enquanto na literatura a idade média era de 4,1 anos (desvio padrão: 5,3 anos) [11]. O aumento crescente do número de casos nos últimos dez anos mostra que as pessoas estão mais conscientes da necessidade de diagnóstico, especialmente depois de a Associação Tunisina para o Estudo das Doenças Metabólicas Hereditárias (ATEMMH) ter sensibilizado os médicos para esta doença rara.

IV.2. ESTUDO CLÍNICO :

A mediana do atraso entre a idade de diversificação e o aparecimento dos primeiros sinais nos nossos doentes foi de 1 mês. A DPI é uma doença multissistémica cujo início clínico é geralmente retardado pela amamentação ou pelo uso de fórmulas infantis à base de leite devido ao seu teor relativamente baixo de proteínas. Os sintomas clássicos da DPI podem passar despercebidos durante a primeira e segunda décadas de vida devido à evicção subconsciente de proteínas alimentares [12], o que explica o atraso mediano entre a idade de diversificação e a confirmação do diagnóstico de 6 meses, sendo o atraso mais longo de 30 meses. As alterações neurológicas e digestivas foram menos frequentes, ocorrendo em dois casos cada. Desde que a doença foi descrita pela primeira vez, tem sido observada uma grande heterogeneidade clínica nos doentes. A DPI é frequentemente revelada pelo aparecimento de vómitos recorrentes e episódios de diarreia, má nutrição, aversão a alimentos ricos em proteínas, estagnação do peso e hepatoesplenomegalia [4]. Com o passar do tempo, o quadro clínico inclui: atraso no crescimento, osteoporose, manifestações pulmonares (lesão intersticial progressiva, proteinose alveolar), manifestações renais (lesão glomerular, tubulopatia proximal), manifestações hematológicas (anemia normocrómica ou hipocrómica, leucopenia, trombocitopenia, hemofagocitose) e um quadro clínico semelhante à linfo-histiocitose. Podem também ser observadas hipercolesterolemia, hipertrigliceridemia e pancreatite aguda [4, 5, 12]. A hipotonia muscular é observada logo na primeira infância. O atraso na maturação do esqueleto é comum após o primeiro ano de vida. A osteoporose pode levar a fracturas patológicas

[12]. No nosso estudo, o atraso de crescimento e a hepatoesplenomegalia foram encontrados de forma consistente. As anomalias das linhas sanguíneas e as anomalias da mineralização óssea também foram frequentes e estiveram presentes em cinco doentes. A hemofagocitose linfohistiocitose foi bastante frequente, documentada em quatro doentes, assim como as anomalias do equilíbrio lipídico. Os sinais neurológicos foram frequentes no nosso estudo, tendo-se observado atraso psicomotor em cinco doentes, seguido de hipotonia, microcefalia e alteração da consciência no contexto de encefalopatia hiperamonémica em dois doentes cada. Este facto pode ser explicado pelo longo período de tempo entre o início dos sintomas e o diagnóstico positivo, bem como pelos desvios da dieta e pela interrupção do tratamento em alguns doentes. A alimentação forçada, sobretudo com alimentos ricos em proteínas, pode provocar sinais neurológicos com episódios de coma e perturbações psíquicas; esta apresentação clínica levanta suspeitas de perturbações metabólicas agudas, como défices energéticos no ciclo da ureia. De facto, a baixa disponibilidade de arginina e ornitina nos hepatócitos provoca uma disfunção do ciclo da ureia levando a uma hiperamonemia com encefalopatia hiperamonémica [3]. Aqui, discutimos brevemente alguns aspectos clínicos preocupantes da DPI, enfatizando a dicotomia desta doença: por um lado, uma doença metabólica clássica, semelhante a um defeito moderado do ciclo da ureia, que pode não ser difícil de tratar; por outro lado, uma doença grave de múltiplos órgãos em que a abordagem terapêutica continua a ser difícil [4]. A presença de hepatoesplenomegalia pode reforçar a suspeita desta doença metabólica. Este facto foi encontrado em quase todos os doentes da série de Sebastio [4]. A história natural desta doença pode ser extremamente variável e pode não estar correlacionada com a natureza das mutações no gene SLC7A7, a origem étnica, a idade do diagnóstico

ou o momento do tratamento. A DPI pode ser observada em adultos com sintomas clínicos mínimos, apesar da presença de grandes delecções do gene, como se verificou em alguns doentes italianos, ou pode ser diagnosticada em doentes muito jovens com doença grave e potencialmente fatal. Além disso, pode haver uma grande variação na apresentação clínica entre indivíduos que partilham a mesma mutação, como se verificou na Finlândia, ou mesmo entre membros da mesma família [3].

IV.3. DIAGNÓSTICO POSITIVO :

Embora estivessem presentes sinais sugestivos de DPI, o diagnóstico foi atrasado (atraso médio de 14,6 meses) devido à dificuldade de associar sinais inespecíficos a uma doença rara e não reconhecida. A apresentação clínica pode variar consideravelmente e não existe um estudo bioquímico único que possa facilmente confirmar ou excluir o diagnóstico. De facto, alguns doentes eram suspeitos de ter doença celíaca antes de o diagnóstico ser feito. Relativamente à contribuição do estudo metabólico: a hiperamonemia foi frequente mas não constante, estando elevada em cinco doentes, ao passo que o CEA apenas contribuiu marginalmente, dada a técnica semi-quantitativa: Os CEA no sangue revelaram uma hipoaminoacidemia apenas num doente e os CEA na urina revelaram um aumento da secreção de aminoácidos num outro doente. Por outro lado, o CAA foi contributivo, mostrando um aumento do ácido orótico em todos os doentes. É crucial correlacionar os resultados laboratoriais com o estado nutricional, uma vez que os dados bioquímicos podem ser muito menos informativos em doentes malnutridos. Nestes casos, pode ser necessário medir o clearance renal de aminoácidos dibásicos nas melhores condições nutricionais possíveis, sem expor o paciente ao risco de hiperamonemia [13].

Uma grande quantidade de dados laboratoriais adicionais pode reforçar a suspeita de um diagnóstico de DPI. Estes incluem a avaliação do hemograma completo e dos níveis de proteínas séricas. Os mielogramas devem ser limitados aos casos em que existe suspeita clínica e biológica de HLH. A radiografia pode revelar osteoporose, atraso na idade óssea e, mais importante ainda, envolvimento pulmonar. A função renal anormal acompanhada de proteinúria e hematúria pode estar presente no momento do diagnóstico e deve ser monitorizada ao longo do tempo [13]. Em casos duvidosos, é melhor completar o estudo genético em busca de uma mutação específica da doença, que foi encontrada em cinco dos nossos doentes, todos eles com a mutação 1471 delTTCT, que parece ser a mutação encontrada na população tunisina [10]. Esta mutação delTTCT 1471 é uma das 51 mutações específicas do SLCA7A identificadas em 142 doentes com DPI [14]. Esseghir et al relataram o primeiro diagnóstico pré-natal por análise mutacional direta de DPI numa família tunisina, mostrando a mesma mutação no estado homozigótico [15].

Por conseguinte, em todos os doentes com :

-Sinais digestivos (diarreia, vómitos)

-Altura e peso atrasados

-Osteopénia

+ -/-hipotonia, atraso psicomotor

□ Deve ser efectuada uma avaliação para procurar sinais de HLH, que são quase constantes a partir do período neonatal. Se este exame for positivo, existe uma forte suspeita de DPI e o exame metabólico deve ser completado. Não se deve hesitar em enviar a AAC quantitativa e a biologia molecular para o estrangeiro em caso de forte suspeita (atualmente não disponível na Tunísia), mas neste caso existe o problema do custo no estrangeiro.

IV.4. TRATAMENTO :

Todos os nossos doentes foram colocados numa dieta hipoproteica com suplementação de citrulina. Nenhum dos nossos doentes tinha recebido suplementação com outros aminoácidos devido à falta de disponibilidade. Dada a dicotomia do quadro clínico da DIP, existem duas direcções terapêuticas paralelas principais. A primeira, utilizando uma abordagem metabólica clássica, tem como objetivo a redução do risco de hiperamoniemia e a suplementação nutricional, enquanto a segunda visa a prevenção e o tratamento de complicações graves [4]. Uma dieta pobre em proteínas, que geralmente requer 0,8-1,5 g de proteína/kg /dia em crianças e quantidades menores (por kg de peso corporal) em adultos, é a base do tratamento [4]. O ácido orótico urinário pode ser utilizado como uma ferramenta para monitorizar a tolerância às proteínas e a função do ciclo da ureia. A suplementação com citrulina é crucial para tratar, pelo menos parcialmente, a deficiência de arginina através do metabolismo intracelular da citrulina. Como mencionado anteriormente, isto ocorre principalmente no rim através da ação da argininosuccinato sintase, um passo que requer aspartato e argininosuccinato liase. A dosagem de L-citrulina foi um assunto controverso devido à possibilidade d e aumentar os danos no rim. pela sua conversão em arginina e NO. Por conseguinte, a suplementação com L-citrulina é geralmente limitada a 100mg/kg/dia [4,5]. No entanto, foi demonstrado que a arginina e o NO estão efetivamente em falta nos macrófagos e que concentrações plasmáticas baixas de arginina podem estar associadas a doenças cardiovasculares. Por conseguinte, a dose pode ter de ser reavaliada. Uma dieta restrita em ácidos gordos de cadeia longa e complementada com ácidos gordos de cadeia média é igualmente discutível, a fim de reduzir os níveis de triglicéridos e prevenir o risco de pancreatite. O benzoato de sódio (100-250 mg/kg/dia) pode ajudar a reduzir o risco de crise hiperamoniémica [4]. A hipocarnitinemia, que pode estar presente em doentes com DPI, está fortemente correlacionada com a insuficiência renal, uma dieta pobre em proteínas e a utilização de medicamentos contendo amoníaco. Por conseguinte, a L-carnitina é suplementada com 25-50 mg/kg/dia após medição dos níveis de carnitina no plasma. A deficiência de L-lisina pode ser parcialmente corrigida pela adição de doses baixas de L-lisina (10-40 mg/kg/dia por via oral), embora ainda não se saiba qual a quantidade que pode ser absorvida [4, 5].

IV.5. COMPLICAÇÕES DA DOENÇA :

IV.5.1. Anomalias de crescimento :

Todos os nossos doentes apresentavam atraso no crescimento. Não foi observada deficiência de hormona de crescimento em nenhum dos quatro doentes avaliados, e nenhum deles tinha recebido injecções de hormona de crescimento. Este atraso é geralmente observado em crianças com DPI e está geralmente relacionado com a desnutrição proteica [16]. Em alguns casos, foi observada deficiência de hormona do crescimento ou depleção de arginina que leva a uma diminuição da secreção da hormona do crescimento [16]. A hormona do crescimento tem sido utilizada em vários indivíduos com uma boa resposta [16]. Todos os doentes de Muhin et al (16/16) apresentaram insuficiência de crescimento com uma idade média de 2 anos (desvio padrão: 3,6 anos). A hormona de crescimento melhorou a altura em 2/2 doentes que apresentavam deficiência concomitante de GH. Entre os 11 pacientes com dados disponíveis, a última altura média disponível foi de -2,51 DP [11].

IV.5.2. Complicações digestivas e nutricionais :

A aversão às proteínas foi registada em cinco dos nossos doentes. Em Mauhin, a aversão a alimentos ricos em proteínas foi observada em nove dos 16 doentes, com diarreia e vómitos associados, levando a nutrição entérica contínua em quatro doentes e nutrição parentérica em três outros [11]. O aumento das concentrações plasmáticas de colesterol e triglicéridos, encontrado em três dos nossos doentes, é relativamente comum em pessoas com DPI [17]. Nestes doentes, estas anomalias lipídicas faziam parte dos distúrbios biológicos associados à HLH. Para Tanner et al, estas perturbações do equilíbrio lipídico foram observadas fora da HLH. Não foi proposta nenhuma explicação clara para este estado dislipidémico; uma alimentação rica em hidratos de carbono pode contribuir para o aumento da concentração plasmática de triglicéridos, mas não é suficiente para explicar a hipercolesterolemia ou a hipertrigliceridemia grave (triglicéridos > 1000 mg/dL ou > 11 mmol/L). Por fim, foram também observadas várias outras deficiências, como a hipocarnitinemia (3 casos) e concentrações plasmáticas baixas de selénio (em 4 dos 5 casos examinados) [11]. Estes testes não foram efectuados nos nossos doentes.

IV.5.3. Complicações neurológicas :

As complicações neurológicas foram bastante frequentes nesta série, com manifestações diversas: hipotonia, convulsões, atraso psicomotor e encefalopatia hiperamoniaca aguda. Na literatura, o desenvolvimento intelectual é geralmente normal, a menos que episódios de coma prolongado causem danos neurológicos, segundo Nunes [12]. Uma perturbação secundária do ciclo da ureia com hiperamonemia foi bem descrita na DPI. De facto, pensa-se que os baixos níveis de arginina e ornitina conduzem principalmente à depleção funcional dos intermediários do ciclo da ureia. No entanto, mais de metade dos doentes descritos por Palacin et al tinham problemas cognitivos que podem ser facilmente explicados pela hiperamonemia crónica [18]. No que diz respeito à dislipidemia crónica, não foi relatado nenhum caso de AVC. No estudo de Mauhin [11], cinco dos 16 pacientes apresentaram encefalopatia hiperamoniémica aguda, com convulsões em quatro pacientes e coma em três. Hipotonia persistente e comprometimento do desenvolvimento psicomotor foram registados em oito doentes, sem associação significativa com níveis elevados de glutamina. Um outro doente apresentou crises convulsivas devido a um colesteatoma complicado. Nas crises hiperamoniémicas agudas, o tratamento consiste na administração intravenosa de cloreto de arginina e de fármacos contendo azoto (benzoato de sódio, fenilacetato de sódio) para bloquear a produção de amoníaco, combinada com a redução do excesso de azoto na dieta, fornecendo energia sob a forma de hidratos de carbono para reduzir o catabolismo [12].

IV.5.4. Complicações do esqueleto :

Cinco dos nossos doentes apresentavam anomalias na mineralização óssea, sendo dois casos de osteopenia, três casos de osteoporose e dois casos de fracturas patológicas múltiplas. No trabalho de Parto, embora os critérios de osteopenia se limitassem à radiografia óssea, a osteopenia foi relatada na maioria dos doentes. Ele também descreveu sinais histológicos de osteoporose em 8 de 9 pacientes [19]. A síntese de colagénio nos fibroblastos da pele estava diminuída. O mecanismo envolvido no desenvolvimento da osteopenia parece estar mais associado a defeitos de síntese secundários à depleção de proteínas do que ao aumento da degradação por osteoclastos ou inflamação [19]. Uma série de casos relatou 6 pacientes turcos com DPI (faixa etária: 11 a 36 anos) que tinham escores Z de densidade mineral óssea variando de -2,1 a -5,8 [20]. Da mesma forma, numa coorte de 9 doentes italianos, 2 doentes tinham osteoporose [20]. Num estudo de 29 doentes finlandeses (com idades compreendidas entre os 3,7 e os 47,9 anos), 13 apresentavam sinais radiográficos de osteoporose [21]. Foram registadas 57 fracturas em 20 destes doentes, com o número de fracturas por doente a variar entre 0 e 7 [19,21]. A maioria das fracturas ocorreu antes dos 15 anos de idade e foi associada a traumatismos menores [21]. Curiosamente, as fracturas ocorreram tão frequentemente em doentes com osteoporose como em doentes sem evidência radiológica de osteoporose [19,21].

A eficácia do tratamento recomendado para melhorar a osteoporose na DPI permanece pouco clara. Um estudo de 2 anos com 19 pacientes (1,9 a 32,7 anos) tratados com citrulina com ou sem suplementação de lisina não melhorou a osteoporose [22]. Existe um único relato do uso de alendronato numa menina de 11 anos com LPI, com uma melhoria da densidade óssea após um ano de tratamento [24]. O ácido zoledrónico foi iniciado no doente de Posay antes do seu diagnóstico de DPI e, durante o primeiro ano de tratamento, a frequência de fracturas diminuiu [23].

Os nossos três doentes com osteoporose começaram a tomar pamidronato de sódio. Apenas num caso, o doente que recebeu 5 cursos de tratamento, a osteoporose melhorou de um Z-score de -4,8 DS aos 7,5 anos de idade para -3,6 DS aos 9 anos de idade.

IV.5.5. Complicações hematológicas e infecciosas :

As anomalias das linhas sanguíneas foram comuns, observadas em cinco dos nossos doentes. A anomalia mais frequente foi a anemia, seguida da trombocitopenia e, mais raramente, da leuco-neutropenia. Na literatura, as anomalias hematológicas são frequentemente observadas na forma ligeira de anemia normocrómica ou hipocrómica, leucopenia e trombocitopenia [20]. Estas anomalias geralmente não causam quaisquer sintomas clínicos, exceto se evoluírem para o quadro clínico de HLH observado em várias ocasiões na DPI [25,26]. A HLH foi considerada em quatro doentes, um dos quais tinha apresentado HLH crónica. Os critérios para a HLH consistentemente encontrados foram a bicitopenia, a esplenomegalia e a ferritinemia elevada. A febre estava ausente em todos os nossos doentes e a hemofagocitose foi observada apenas num doente, enquanto na literatura, os doentes com DPI apresentam febre com hemofagocitose na medula óssea e anomalias laboratoriais idênticas às observadas noutras formas de HLH [25,26]. Nenhum dos nossos doentes tinha recebido qualquer tratamento específico para a HLH, para além da DPI. No trabalho de Mauhin, foi necessário um tratamento específico para a HLH em dois doentes. Ambos receberam corticosteróides e ciclosporina, que foi eficaz em apenas um caso [11]. De facto, o tratamento com ciclosporina A, corticosteróides e imunoglobulina intravenosa tem sido tentado com algum sucesso, mas não foi estabelecida uma abordagem terapêutica definitiva. Três dos nossos doentes tiveram uma evolução favorável, enquanto outro teve três recaídas antes de se tornar crónico. A indicação para o tratamento deste último doente continua a ser discutível. No entanto, não registámos nenhuma infeção grave ou recorrente.

Outras patologias que reflectem uma resposta imunitária alterada na DPI e que foram observadas na literatura, mas não foram relatadas nos nossos doentes, incluem: lúpus eritematoso sistémico, vasculite, varicela generalizada grave e infeção por EBV, função linfocitária diminuída e ligeiramente deficiente das células B, hipergamaglobulinemia ou concentrações séricas baixas de imunoglobulina e hipocomplementinemia [12].

IV.5.6. Complicações renais :

Observámos estigmas de tubulopatia como poliúria e hipercalciúria em dois doentes. Num dos casos, estas anomalias foram iatrogénicas, secundárias ao tratamento com Un alfa. A interrupção do tratamento resolveu estas anomalias. No que respeita à insuficiência renal na DPI, a proteinúria e a hematúria microscópica são anomalias frequentes do sedimento urinário. A proteinúria ligeira isolada é o sinal inicial da doença renal que conduz à disfunção tubular proximal e à nefrocalcinose [11,27]. A glomerulonefrite membranosa ou mesangial e o síndroma de Fanconi foram relatados em vários doentes, mas os dados sobre o prognóstico renal a longo prazo são escassos. A acidose tubular renal ou achados consistentes com reabsorção reduzida de fosfato e aminoacidúria generalizada indicam doença tubular proximal complexa subjacente (Fanconi). A histologia renal revela glomerulonefrite imunomediada e nefrite tubulointersticial crónica com glomerulosclerose na ausência de depósitos imunitários [27]. No estudo de Tanner, foram observadas proteinúria e hematúria em 74% e 38% dos doentes, respetivamente. A creatinina sérica média e as concentrações de cistatina C estavam aumentadas em 38% e 59% dos doentes, respetivamente. A pressão sanguínea elevada estava presente em 36% dos doentes, quatro dos quais (10,2%) desenvolveram doença renal em fase terminal, necessitando de diálise, e 59% desenvolveram insuficiência renal ligeira a moderada [28]. Não houve achados histológicos específicos na biópsia renal. As lesões tubulo-intersticiais crónicas não específicas são as mais comuns e podem estar associadas a nefrocalcinose secundária a hipercalciúria [29]. As lesões glomerulares são mais variáveis e imprevisíveis: podem ser observadas lesões tipo lúpus e amiloidose. Por conseguinte, a biópsia renal deve ser reservada para os doentes com sintomas glomerulares, a fim de ajustar o tratamento e o acompanhamento. Estes dados impressionantes indicam que a lesão renal é uma complicação grave e frequente que requer uma avaliação cuidadosa e constante. A patogénese da lesão renal é desconhecida, mas pode estar associada à produção excessiva de óxido nítrico [29].

IV.5.7. Complicações pulmonares :

Não se registaram casos de envolvimento pulmonar na nossa série. Na DPI, as alterações intersticiais progressivas nos pulmões são frequentemente detectadas nos primeiros anos sem sintomas clínicos evidentes. A progressão para proteinose alveolar pulmonar (PAP) grave é uma complicação com risco de vida bem conhecida, ocorrendo logo na infância em muitas pessoas com DPI [11]. A doença fibrosispulmonar pode também desenvolver-se independentemente da PAP. O envolvimento dos pulmões começa como uma doença intersticial assintomática que pode ser diagnosticada através de uma radiografia convencional do tórax. O mecanismo que leva à lesão pulmonar ou à sua progressão não é claro. Pode estar associado a uma acumulação de óxido nítrico intracelular [11]. A progressão é marcada pelo aparecimento de densidades intersticiais reticulo-nodulares visíveis na radiografia de tórax e melhor avaliadas pela TC de tórax de alta resolução, que mostra opacidades em vidro fosco com espessamento septal liso sobreposto [30]. A PAP apresenta-se geralmente com dispneia de esforço progressiva, taquipneia e tosse exacerbada por infecções respiratórias e complicada por pneumonia viral ou bacteriana. Ao exame físico, podem ser encontrados sinais de luta, cianose e, mais raramente, características hipocráticas. Nesta fase, o lavado broncoalveolar pode demonstrar que o espaço aéreo está invadido por um número aumentado de células espumosas e macrófagos preenchidos com material proteináceo sugestivo de proteinose alveolar [19]. As tentativas de controlar esta complicação potencialmente fatal incluem a utilização de corticosteróides em doses elevadas e a administração de fator estimulador de colónias de granulócitos-macrófagos, com um sucesso muito limitado. A ferramenta mais eficaz para controlar a progressão da proteinose alveolar é a lavagem pulmonar completa [31]. Um transplante de coração-pulmão controlou o estado respiratório de um jovem doente italiano durante 18 meses, antes de a infeção por EBV desencadear uma insuficiência respiratória progressiva e a morte [32].

IV.6. O PROGNÓSTICO DA DOENÇA :

Com um seguimento médio de 10,4 anos, seis dos nossos doentes estão atualmente vivos. Um doente faleceu aos três anos de idade, com encefalopatia hiperamoniaca aguda, após alteração da dieta e interrupção do tratamento com citrulina. O prognóstico da DPI é variável, dependendo principalmente das complicações pulmonares, que não observámos nos nossos doentes e que constituem um fator de mau prognóstico e a principal causa de morte por esta doença. Na literatura, Parenti et al referem, na sua série de 9 doentes italianos, três óbitos aos 6 ½, 10 ½ e 11 anos de idade, um dos quais num contexto de super-infeção respiratória, com PAP na análise histológica do pulmão na autópsia. As causas de morte dos outros dois doentes não são conhecidas [20]. Casos de morte precoce também foram relatados por Parto et al [19]. Foram quatro mortes secundárias à insuficiência respiratória em crianças menores de 15 anos, diagnosticadas em média aos 5,8 anos de idade e falecendo aos 10, 13, 7 e 3 anos de idade. Da mesma forma, no trabalho de Mauhin [11], seis pacientes apresentaram acometimento pulmonar (idade média ao diagnóstico: 2,24 anos). Todos morreram de insuficiência respiratória com idade média de 4,0 anos. Mauhin et al também demonstraram que a idade mais jovem ao diagnóstico era um preditor limítrofe de menor sobrevida (p = 0,16) [11]. A previsão bivariada da sobrevivência através dos níveis de lisina plasmática ajustados à idade e da idade ao diagnóstico sugere que a sua influência no prognóstico é independente e aditiva (p = 0,10) [11]. Os doentes com PAP apresentaram uma tendência não significativa para níveis de lisina plasmática mais elevados do que os doentes sem PAP (p = 0,11) [11]. A potencial associação entre a deficiência intelectual e a altura do diagnóstico foi avaliada em 32 doentes com DPI. Os que foram diagnosticados antes dos 5 anos de idade (n = 16) tinham uma probabilidade significativamente maior (P = 0,03) de ter uma deficiência intelectual do que os que foram diagnosticados numa idade mais avançada [37]. Do mesmo modo, os doentes diagnosticados mais cedo tinham uma menor incidência de deficiência intelectual [37].

V.CONCLUSÕES

A intolerância às proteínas dibásicas ou intolerância às proteínas com lisinúria (PTI) é uma doença metabólica hereditária autossómica recessiva. Está ligada a um defeito no transporte membranar dos aminoácidos dibásicos Arginina, Ornitina e Lisina causado por uma mutação no gene SLC7A7 que codifica a subunidade y + LAT-1 do transportador transmembranar de aminoácidos dibásicos. Este transportador é expresso na membrana basolateral do túbulo renal, nas células do intestino, no pulmão, no baço e nos monócitos e macrófagos circulantes, o que explicaria o amplo espetro de sintomas descritos. Estes incluem atraso no crescimento, intolerância às proteínas, hepatoesplenomegalia, osteoporose, envolvimento pulmonar, insuficiência renal, distúrbios imunológicos com autoimunidade e hemofagocitose-linfocitose. Também foram registadas lesões neurológicas devido à perturbação secundária do ciclo da ureia. O objetivo deste estudo foi descrever as características clínicas, de diagnóstico e terapêuticas da intolerância às proteínas dibásicas na Tunísia. Realizámos um estudo retrospetivo na unidade de doenças metabólicas hereditárias do departamento de pediatria do Hôpital la Rabta durante um período de 26 anos, de 1992 a 2017. Os critérios de inclusão foram os doentes com sinais clínicos compatíveis com DPI associados a acidúria orótica na cromatografia de ácidos orgânicos. Identificámos 7 doentes com DPI. Dentre eles, cinco eram da região noroeste do país e os outros dois da região centro-oeste. Todos os nossos doentes tinham pais consanguíneos. Três deles eram aparentados. Apesar da natureza autossómica recessiva da doença, observámos um predomínio do sexo feminino, com uma razão de sexos de 0,4. A mediana da idade de início foi de 9 meses [1 dia-16 meses], com uma mediana de atraso após a alimentação de 1 mês [1-30 meses].

A mediana da idade de diagnóstico foi de 21 meses [9-30 meses]. As manifestações clínicas da doença foram variáveis. O atraso de crescimento (n=7) e a hepatoesplenomegalia (n=6) foram sinais quase constantes da doença, seguidos da aversão às proteínas (n=5), da palidez associada à anemia (n=5) e de sinais neurológicos (n=4) como convulsões, alteração da consciência, hipotonia e microcefalia. Os sinais digestivos foram pouco frequentes, tendo sido observada diarreia crónica em apenas um doente.

As anomalias do hemograma foram frequentes, afectando as três linhas sanguíneas. Esta perturbação foi associada a outros sinais clínicos e laboratoriais, o que levou ao diagnóstico de hemofagocitose-linfo-histiocitose em quatro doentes. Foram observadas perturbações lipídicas como hipercolesterolemia e hipertrigliceridemia em dois doentes. A hipoalbuminemia foi registada em apenas um doente. Os achados radiológicos incluíram atraso na idade óssea em quatro doentes, osteoporose em três e osteopenia em dois.

O amoníaco estava elevado em 6 doentes, com uma mediana de 112umol/l. A cromatografia de aminoácidos foi de valor limitado, sendo informativa em apenas um caso cada: uma hipoaminoacidémia num doente e fuga urinária de aminoácidos dibásicos noutro.O diagnóstico positivo foi confirmado por biologia molecular em cinco doentes, que revelou a mutação delTTCT 1471 no gene SLCA7A nestes doentes.Foi prescrita uma dieta pobre em proteínas e suplementação com citrulina em doses que variaram entre 100 e 500 mg/kg/dia para todos os nossos doentes.Apesar do tratamento, foram observadas complicações nos nossos doentes. Verificou-se atraso no crescimento em todos os nossos doentes, com nanismo (altura = -5 DS) num deles. As complicações neurológicas foram frequentes, como o atraso do desenvolvimento psicomotor (n=5) e a encefalopatia hiperamonémica aguda após alteração da dieta ou interrupção do tratamento com citrulina (n=2). A anemia observada em cinco doentes exigiu a transfusão de concentrado de glóbulos vermelhos em dois deles, um dos quais recebeu 11 transfusões antes de os seus níveis de hemoglobina voltarem ao normal. Todos os doentes anémicos foram tratados com terapia marcial e suplementação com ácido fólico. Nenhum dos quatro doentes com hemofagocitose-linfo-histiocitose necessitou de qualquer tratamento específico para além da DPI. O envolvimento ósseo foi complicado por fracturas patológicas em dois casos. Os escores Z dos doentes com osteoporose (n=3) eram -2,4 SD, -4,8 SD e -3,4 SD. Iniciaram o tratamento com pamidronato de sódio (Aredia®) com um número de ciclos que variou de três a cinco e doses de 0,5 a 1 mg/kg/d. Apenas o doente que recebeu cinco cursos apresentou uma melhoria da osteoporose. Em dois doentes foram observadas lesões renais com estigmas de tubulopatia. Após um seguimento médio de 11 anos [3 anos - 19 anos e meio], seis dos nossos doentes estão atualmente vivos. Um doente morreu aos três anos de idade com encefalopatia hiperamoniaca aguda. Cinco doentes mantiveram o atraso de crescimento. Dois doentes recuperaram o seu desenvolvimento psicomotor. Frequentaram a escola com bom desempenho académico, enquanto três outros não frequentaram a escola devido a dislexia. Dois doentes mantiveram a hipotonia periférica e quatro mantiveram a hepatoesplenomegalia, uma das quais associada à síndrome de ativação macrofágica crónica.

O nosso estudo foi alvo de críticas devido às suas limitações: a pequena dimensão da amostra, explicada pela raridade da doença, mas também por um possível viés de recrutamento, uma vez que não tivemos em conta os doentes diagnosticados e seguidos noutros serviços, o facto de este trabalho não ser um estudo multicêntrico e a falta de determinados dados, dada a sua natureza retrospetiva. Apesar destas limitações, este estudo continua a ser interessante. De facto, apesar da sua pequena dimensão, o número dos nossos doentes é comparável ao de outras séries, sendo que apenas a série finlandesa apresenta um número superior. O longo período de seguimento permitiu-nos ter uma melhor ideia das complicações e da evolução da doença a longo prazo. Por fim, permitiu-nos atingir os nossos objectivos:

- Uma descrição das características clínicas da doença, que permitirá uma melhor compreensão da doença e encorajará as pessoas a suspeitarem dela, especialmente quando confrontadas com um quadro clínico de crescimento retardado e hepatoesplenomegalia associado a manifestações neurológicas que começam após a idade de diversificação.
- Salientar as dificuldades de um diagnóstico positivo na ausência de análises bioquímicas específicas da doença, com uma contribuição reduzida da cromatografia de aminoácidos. Sugerimos que se recorra à biologia molecular para a confirmação, o que é atualmente possível na Tunísia. A biologia molecular permitiu-nos identificar uma mutação que é comum na Tunísia.

- O facto de se sublinharem as limitações do tratamento disponível dificulta a gestão da doença e, sobretudo, das suas complicações e torna indispensável um acompanhamento regular e a longo prazo.

REFERÊNCIAS

[1] Torrents D, Mykkänen J, Pineda M, Feliubadaló L, Estévez R, de Cid R et al. Identification of SLC7A7, encoding y + LAT-1, as the lysinuric protein intolerance gene. Nat Genet. 1999;21:293-6.

[2] Borsani G, Bassi MT, Sperandeo MP, De Grandi A, Buoninconti A, Riboni M et al. SLC7A7, que codifica uma proteína putativa relacionada com a permease, está mutada em doentes com intolerância à proteína lisinúrica. Nat Genet. 1999;21:297-301.

[3] Simell 0, Striver CR, Beaudet AL, Sly WS, Vailc D. The Merobolic Basis of Inherited Disease. New York: McGraw Hill; 1989.

[4] Sebastio G, Sperandeo MP, Andria G. Intolerância à proteína lisinúrica: revisão de conceitos sobre uma doença multissistémica. Am J Med Genet. 2011;157:54-62.

[5] Ogier H, Schiff M, Dionisi-Vici C. Intolerância às proteínas lisinúricas (ILP): Uma doença multiorgânica muito mais complexa do que uma perturbação clássica do ciclo da ureia. Mol Genet Metab. 2012;106:12-7.

[6] Rajantie J, Simell O, Rapola J, Perheentupa J. Lysinuric protein intolerance: a two-year trial of dietary supplementation therapy with citrulline and lysine. J Pediatr. 1980;97:927-32.

[7] Sperandeo MP, Andria G, Sebastio G. Intolerância à proteína lisinúrica: atualização e análise alargada da mutação do gene SLC7A7. Hum Mutat. 2008;29:14-21.

[8] Perheentupa J, Visakorpi JK. Intolerância às proteínas com transporte deficiente de aminoácidos básicos. Outro erro inato do metabolismo. Lancet. 1965;2:813-6.

[9] Noguchi A, Nakamura K, Murayama K, Yamamoto S, Komatsu H, Kizu R et al. Características clínicas e genéticas da intolerância à proteína lisinúrica no Japão. Pediatr Int. 2016;58(10):979-83.

[10] Esseghir N, Bouchlaka CS, Fredj SH, Ben Chehida A, Azzouz H,

Fontaine M et al. 1471 delTTCT uma mutação comum em doentes tunisinos com intolerância à proteína lisinúrica. Clin Lab. 2015;61(12):1973-7.

[11] Mauhin W, Habarou F, Gobin S, Update on Lysinuric Protein Intolerance, a Multi-faceted Disease Análise de coorte retrospetiva desde o nascimento até à idade adulta. Orphanet J Rare Dis. 2017;12(1):3.

[12] Nunes V, Niinikoski H. Intolerância à proteína lisinúrica [Online]. Universidade de Washington [citado em 21/10/2006]; [aproximadamente 33 ecrãs]. Disponível em URL:https://www.ncbi.nlm.nih.gov/pubmed/20301535.

[13]Simell O, Scriver CR, Beaudet AL, Sly WS, Valle DT. Intolerância à proteína lisinúrica e outras aminoacidúrias catiónicas. J Inherit Metab Dis. 2011;49:334-56.

[14] Font-Llitjos M, Rodriguez-Santiago B, Espino M. Novel SLC7A7 large rearrangements in lysinuric protein intolerance patients involving the same AluY repeat. Eur J Hum Genet. 2009;17:71-9.

[15] Esseghir N, Bouchlaka CS, Fredj SH, Chehida AB, Azzouz H, Fontaine M et al. Primeiro relatório de um diagnóstico pré-natal molecular numa família tunisina com intolerância à proteína lisinúrica. JIMD Rep. 2011;1:37-8.

[16]Niinikoski H, Lapatto R, Nuutinen M, Tanner L, Simell O, Nanto-Salonen K. A terapia com hormona do crescimento é segura e eficaz em doentes com intolerância à proteína lisinúrica. JIMD Rep. 2011;1:43-7.

[17] Tanner LM, Niinikoski H, Nanto-Salonen K, Simell O. Combined hyperlipidemia in patients with lysinuric protein intolerance. J Inherit Metab Dis. 2010;33Suppl3:S145-S50.

[18] Palaćın M, Bertran J, Chillarón J, Estévez R, Zorzano A. Intolerância à proteína lisinúrica: mecanismos de fisiopatologia. Mol Genet Metab. 2004;81Suppl1:S27-S37.

[19] Parto K, Penttinen R, Paronen I, Pelliniemi L, Simell O. Osteoporosis in lysinuric protein intolerance. J Inherit Metab Dis. 1993;16:441-50.
[20] Parenti G, Sebastio G, Strisciuglio P, Incerti B, Pecoraro C, Terracciano L. Intolerância à proteína lisinúrica caracterizada por anomalias da medula óssea e evolução clínica grave, J Pediatr. 1995;126:246-51.
[21] Svedstrom E, Parto K, Marttinen M, Virtama P, Simell O. Skeletal manifestations of lysinuric protein intolerance. Um estudo de acompanhamento de 29 pacientes. Skelet Radiol. 1993;22:11-6.
[22] Rajantie J, Simell O, Rapola J, Perheentupa J. Lysinuric protein intolerance: a two-year trial of dietary supplementation therapy with citrulline and lysine. J Pediatr. 1980;97:927-932.
[23] Posey JE, Burrage LC, Miller MJ, Liu P, Hardison MT, Elsea SH, et al. Intolerância à proteína lisinúrica apresentando múltiplas fraturas. Mol Genet Metab Rep. 2014;1:176-183.
[24] Gomez L, Garcia-Cazorla A, Gutierrez A, Artuch R, Varea V, Martin J et al. Tratamento da osteoporose grave com alendronato num doente com intolerância à proteína lisinúrica. J Inherit Metab Dis. 2006;29:687.
[25] Doireau V, Fenneteau O, Duval M, Perelman S, Vilmer E, Touati G et al. Intolerância à proteína lisinúrica dibásica: Aspectos característicos do envolvimento da medula óssea. Arch Pediatr. 1996;3:877- 80.
[26] Duval M, Fenneteau O, Doireau V, Faye A, Emilie D, Yotnda P et al. A linfohistiocitose hemofagocítica intermitente é uma caraterística regular da proteína lisinúrica. J Pediatr. 1996;13:236-9.
[27] Estève E, Krug P, Hummel A, Arnoux JB, Boyer O, Brassier A e al. Renal involvement in lysinuric protein intolerance: contribution of pathology to assessment of heterogeneity of renal lesions (Envolvimento renal na intolerância à proteína lisinúrica: contribuição da patologia para a avaliação da heterogeneidade das lesões renais). Hum Pathol. 2017;62:160-9.

[28] Tanner LM, Nanto-Salonen K, Niinikoski H, Jahnukainen T, Keskinen P, Saha H et al. Nefropatia que evolui para doença renal terminal: Uma nova complicação da intolerância à proteína lisinúrica. Pediatrics. 2007;150:631-4.

[29] Nicolas C, Bednarek N, Vuiblet V, Boyer O, Brassier A, De Lonlay P et al. Envolvimento renal numa coorte pediátrica francesa de doentes com intolerância à proteína lisinúrica. JIMD Rep. 2016;29:11- 17.

[30]Santamaria F, Parenti G, Guidi G, Rotondo A, Grillo G, Larocca MR et al. Deteção precoce de envolvimento pulmonar na intolerância à proteína lisinúrica: Papel da tomografia computorizada de alta resolução e dos métodos radioisotópicos. Am J Respir Crit Care Med. 1996;153:731-5.

[31] Ceruti M, Rodi G, Stella GM, Adami A, Bolongaro A, Baritussio A et al. Lavagem pulmonar completa bem sucedida em proteinose alveolar pulmonar secundária a intolerância à proteína lisinúrica: Um relato de caso. Orphanet J Rare Dis. 2007;2:14.

[32] Santamaria F, Brancaccio G, Parenti G, Francalanci P, Squitieri C, Sebastio G et al. Proteinose alveolar pulmonar fatal recorrente após transplante coração-pulmão numa criança com intolerância à proteína lisinúrica. J Pediatr. 2004;145:268-72.

[33] Henter JI, Horne A, Aricó M, Egeler RM, Filipovich AH, Imashuku S et al. HLH-2004: directrizes de diagnóstico e terapêuticas para a linfohistiocitose hemofagocítica. Pediatr Blood Cancer. 2007;48:124-31.

[34] Raphaël G, Dan B, Philippe O. APOROSE : Aide à la Prise en Charge de l'Ostéoporose en soins primaires [Online]. Faculté de médecine Paris Diderot, 29/01/2014 [citado 2017/10/03];[cerca de 5 ecrãs]. Disponível em URL: http://aporose.fr/esp_dmo.php.

[35] Bourillon A, Benoist G, Delacourt C. Crescimento normal e patológico [Online]. Université Médicale Virtuelle Francophone,01/12/2014 [citado 20/05/2018];[cerca de 15 ecrãs].

Disponível em URL:
http://campus.cerimes.fr/media/campus/deploiement/pediatrie/enseignement/croissance_normale/ site/html/1.html.
[36] Bourillon A, Benoist G, Delacourt C. Desenvolvimento psicomotor [Em linha]. Université Médicale Virtuelle Francophone,01/12/2014 [citado 20/05/2018];[aproximadamente 16 ecrãs]. Disponível em URL:http://campus.cerimes.fr/media/campus/deploiement/pediatrie/enseignement/developpemen t_psychomoteur/site/html/1.html.
[37] Noguchi A, Nakamura K, Murayama K, Yamamoto S, Komatsu H, Kizu R et al. Características clínicas e genéticas da intolerância à proteína lisinúrica no Japão. Pediatr Int. 2016;58(10):979-983.

APÊNDICES

A intolerância às proteínas dibásicas situa-se na fronteira entre o metabólico e o autoimune.

Apêndice 1: Formulário de recolha de dados para o IPD.

Intolerância às proteínas dibásicas

N° Dossier :

Nome:

Nome próprio:

Data de nascimento:

Género:

Origem geográfica:

Consanguinidade: sim / não$_1$ st$_D$ 2 th$_{D3}$ th$_D$ **Investigação genética:**

Casos semelhantes

Morte na infância:

História pessoal :

A gravidez:

Dar à luz :

Fonte de alimentação :

Leite materno :

Aleitamento materno misto :

Idade da diversificação :

DPM:

Resposta com um sorriso:

Sentados:

Levanta-te:

Caminhar :

Discurso:

Limpeza :

Nível escolar :

□ Bom DPM / RPM

Idade da descoberta da doença:

Primeiro evento:

A intolerância às proteínas dibásicas situa-se na fronteira entre o metabólico e o autoimune.

Tempo para o diagnóstico:

Sinais clínicos :

P :

T :

PC :

P/PMT :

IMC :

Quebra da curva: sim/não Febre:/prolongada Exame neurológico:

Exame pleuropulmonar

Exame abdominal :

HMG :

SMG :

Exame osteoarticular :

Exame da pele/músculo/pele

Exame complementar :

GB :	HG:	PNN :	LC :	Placa :	Retic :
VGM :	TCMH :				
Vs :	PRC :	ASAT :	ALAT :	gGT :	LDH :
TG :					
CPK :	LDH :	Cl :			
IONO :		ferritina :			
GDS :					

Mielograma:

Amoníaco :

AAC

A intolerância às proteínas dibásicas situa-se na fronteira entre o metabólico e o autoimune.

CAD :

Biologia molecular :

Idade óssea :

DMO :

EEG :

EMG :

cMRI :

Normas de rádio :

Complicações :

Crescimento :

Estagnação do peso

Atraso de crescimento

Nanismo

Alimentação :

Aversão às proteínas

desnutrição

Neurológico :

RPM

Encefalopatia hiperamonémica

Coma

Esqueleto :

Osteopatia

Osteoporose

Fracturas

Hematológico :

Anemia

Trombocitopenia

Leucopénia

Aplasia

SAMoui /não

Número de critérios

Febre prolongada, bi ou pancitopenia,

SMG, hiponatremia, hiperferritinémia,

hipofebrinemia, hiper trigliceridemia, aumento de LDH, aumento de CD25, imagem de hemofagocitose

A intolerância às proteínas dibásicas situa-se na fronteira entre o metabólico e o autoimune.

Renal :

- Tubulopatia
- HTA
- NEG
- Síndrome nefrótica
- IRC

Infecioso : Sítios :

Pulmonar :

- Doença pulmonar intersticial
- Proteinose alveolar
- Hemorragia alveolar

Tratamento:

□ Tratamento de base:

-citrulina :sim /não

Dose :

Duração:

- Plano
- Suplemento de lisinacarnitina
- Suplemento de Oligo E :

□ Tratamento das complicações :

- Antibiótico
- Vacinação
- Imunoglobulina
- Corticóides

- GCSF
- Imunossupressor
- Bifosfanato
- GH
- Lavagem alveolar

Recuar:

A intolerância às proteínas dibásicas situa-se na fronteira entre o metabólico e o autoimune.

Evolução:

Situação atual:

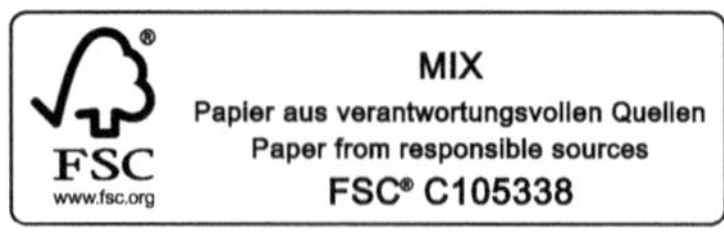

Printed by Books on Demand GmbH, Norderstedt / Germany